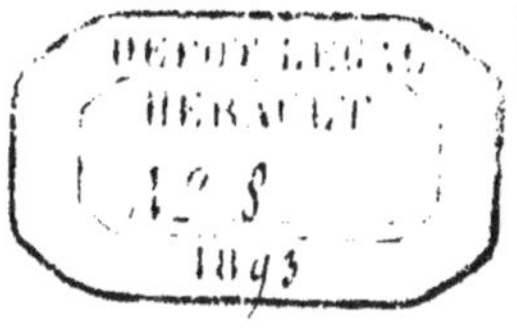

ÉTUDE

SUR LES

EAUX THERMALES

DE CHAUDESAIGUES

(CANTAL)

PAR

Léon-Alphonse VAISSADE

Né à Clavevrette (Cantal)

Ancien interne de l'Hôtel-Dieu de Clermont-Ferrand (1887-89)
Officier de santé de l'École de médecine et de pharmacie de Clermont-Ferrand
Médecin à Ruines (Cantal) (1889-92)
Docteur en médecine de la Faculté de Montpellier (24 décembre 1892)

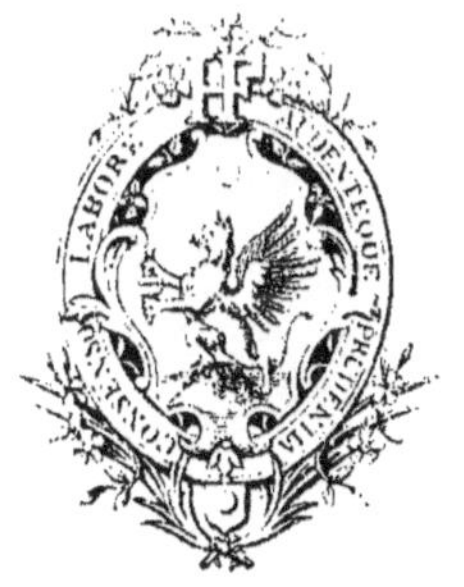

MONTPELLIER
IMPRIMERIE CENTRALE DU MIDI
(HAMELIN FRÈRES)

1892

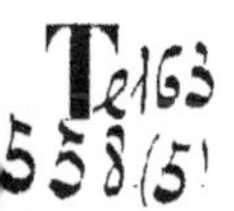

ÉTUDE

SUR LES

EAUX THERMALES

DE CHAUDESAIGUES

(CANTAL)

PAR

Léon-Alphonse VAISSADE

Né à Claveyrolle (Cantal)

Ancien interne de l'Hôtel-Dieu de Clermont-Ferrand (1887-89)
Officier de santé de l'École de médecine et de pharmacie de Clermont-Ferrand
Médecin à Ruines (Cantal) (1889-92)
Docteur en médecine de la Faculté de Montpellier (24 décembre 1892)

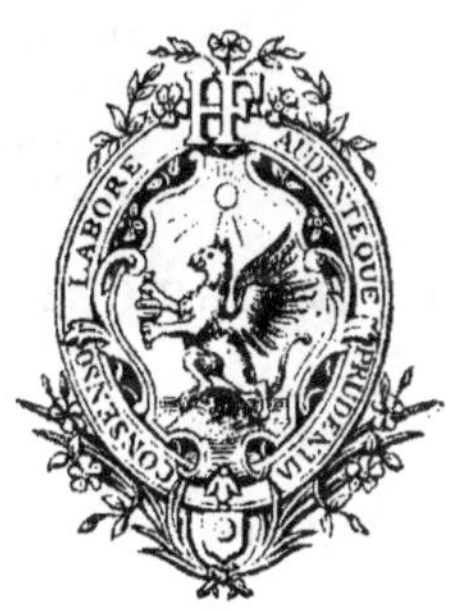

MONTPELLIER
IMPRIMERIE CENTRALE DU MIDI
(HAMELIN FRÈRES)

1892

PERSONNEL DE LA FACULTÉ

MM. MAIRET.................. DOYEN
CARRIEU............... ASSESSEUR

PROFESSEURS

Médecine légale et toxicologie..................	MM. JAUMES.
Clinique chirurgicale..........................	DUBRUEIL (✻).
Hygiène..	BERTIN-SANS.
Clinique médicale..............................	GRASSET.
Clinique chirurgicale..........................	TEDENAT.
Clinique obstétricale et gynécologie	GRYNFELTT.
Anatomie pathologique et histologie............	KIENER (✻).
Thérapeutique et matière médicale..............	HAMELIN (✻)
Anatomie.......................................	PAULET (O. ✻. ✻).
Clinique médicale..............................	CARRIEU.
Clinique des maladies mentales et nerveuses....	MAIRET.
Physique médicale..............................	IMBERT.
Botanique et histoire naturelle médicale	GRANEL.
Opérations et appareils........................	FORGUE.
Clinique ophtalmologique.......................	TRUC.
Chimie médicale et pharmacie...................	VILLE.
Physiologie....................................	N....
Id. HÉDON (Ch. du c.)	
Pathologie interne.............................	N....
Id. RAUZIER (Ch. du c.)	

Doyen honoraire : M. BENOIT (O. ✻ ✻).
Profess. honor. : M. DUPRE (O. ✻ C. ✻).

CHARGÉS DE COURS COMPLÉMENTAIRES

Clinique annexe des maladies des enfants.	MM. BAUMEL, agrégé.
Accouchements	GERBAUD, agrégé.
Clinique ann. des mal. syphil. et cutanées......	BROUSSE, agrégé.
Clinique annexe des maladies des vieillards.	SARDA, agrégé.
Pathologie externe.......................	ESTOR, agrégé.
Histologie...............................	DUCAMP, agrégé.

AGRÉGÉS EN EXERCICE :

MM. SERRE	MM. SARDA	MM. RAUZIER
BAUMEL	ESTOR	LAPEYRE
GERBAUD	HEDON	MOITESSIER
GILIS	LECERCLE	
BROUSSE	DUCAMP	

MM. H. GOT, *secrétaire*.
F.-J. BLAISE, *secrétaire honoraire*.

EXAMINATEURS DE LA THÈSE :

MM. HAMELIN, *président*.	MM. BAUMEL, agrégé.
GRASSET, professeur.	SARDA, agrégé.

La Faculté de médecine de Montpellier déclare que les opinions émises dans les Dissertations qui lui sont présentées doivent être considérées comme propres à leur auteur ; qu'elle n'entend leur donner ni approbation, ni improbation.

A LA MÉMOIRE DE MON PÈRE

A LA MÉMOIRE DE MA MÈRE

A MA FEMME

A MON FILS HENRI-GABRIEL-ALEXIS

L.-A. VAISSADE.

A MA SŒUR HENRIETTE

EN RELIGION SŒUR FÉLICITÉ

de la Congrégation des filles de St-Vincent-de-Paul
demeurant à Rome (Italie)

A MON FRÈRE HENRI-EUGÈNE-CÉLESTIN

Maire de la commune de Sainte-Marie

A MES FRÈRES

A MES SŒURS

Souvenir reconnaissant de mon enfance.

A MES ONCLES, A MES TANTES

L.-A. VAISSADE.

A LA MÉMOIRE DE MON COUSIN AMAGAT

Ex-Professeur agrégé à la Faculté de médecine de Montpellier
Député de Saint-Flour

A LA MÉMOIRE
DE MON BEAU-FRÈRE P.-M. DOUËT, DE RUINES

Ancien conseiller général du Cantal

A LA MÉMOIRE DE MONSIEUR RABBE

Avocat du barreau de Saint-Flour

A MES COUSINS LÉON ET ÉTIENNE CHADEL

ET A LEUR FAMILLE

L.-A. VAISSADE.

A LA FAMILLE PARAN

DE LA BARAQUE-NOIRE

A MON ONCLE ÉTIENNE PARAN, DE BROUSSE

Maire des communes de Chaliers ou de Loubaresse, depuis 1851

A MON BEAU-FRÈRE LE DOCTEUR RIOL

Maire de Pierrefort

ET A SA FAMILLE

A MONSIEUR LE PROFESSEUR GAGNON

Chirurgien de l'Hôtel-Dieu de Clermont-Ferrand

L.-A. VAISSADE.

A MON PRÉSIDENT DE THÈSE

MONSIEUR LE PROFESSEUR HAMELIN

Chevalier de la Légion d'honneur

A MONSIEUR LE PROFESSEUR AGRÉGÉ DUCAMP

L.-A. VAISSADE.

A MES MAITRES

de l'École de médecine et de pharmacie
de Clermont-Ferrand

A MES PREMIERS MAITRES

de Pierrefort et du Petit-Séminaire de Saint-Flour

A MES BIENFAITEURS

MEIS ET AMICIS

L.-A. VAISSADE.

INTRODUCTION

Nous avons pris pour sujet de thèse l'étude des eaux thermales de Chaudesaigues.

Nous reconnaissons que notre travail est incomplet et peu original ; il n'a eu d'autre utilité que celle de nous permettre de lire et de rassembler ce qu'on a écrit sur Chaudesaigues et de nous faire entrevoir les moyens à prendre, afin que la médecine fût édifiée sur la valeur de ces eaux qui, connues depuis fort longtemps, n'ont donné lieu que rarement à des études d'ensemble.

Il serait bon de déterminer leur action physiologique sur l'homme sain et sur l'individu malade, mais en apportant dans ces déterminations de l'ordre et de la précision.

Il serait utile d'étudier séparément l'effet des eaux prises en boisson, bains, étuves, etc., et, pour chacun de ces modes d'administration, d'établir l'influence des températures, sinon à chaque variation d'un degré, du moins en adoptant la division : froide, tempérée, chaude et très chaude.

Ces effets devraient être connus, non seulement par l'inspection de l'individu et d'après ses récits, mais au moyen de l'examen du pouls, par le sphygmographe, par l'observation thermométrique, par l'analyse qualitative et quantitative des urines, de la sueur ainsi que des autres sécrétions et excrétions.

Pour l'étuve notamment, qui constitue peut-être le moyen principal, il serait important de savoir comment se comporte le cœur au début du séjour à l'étuve, pendant la période qui précède la sudation, au moment où celle-ci débute, à l'instant où elle est en pleine manifestation, à la période de ralentissement et après cessation.

Nous n'avons pu faire une pareille étude, n'en ayant eu ni le temps, ni les moyens. Nous avons pensé cependant que les matériaux existant dans la littérature médicale pouvaient donner lieu, réunis et discutés, à une étude suffisamment précise au point de vue des conclusions cliniques ; et cette étude, nous l'avons divisée de la façon suivante :

Dans un premier chapitre, nous donnons la topographie et l'historique de Chaudesaigues.

Dans le deuxième chapitre, nous étudions les sources thermales, leurs caractères physiques et chimiques, la comparaison qu'on peut faire au point de vue de la composition chimique avec quelques eaux similiaires : Plombières, Évian, Aix, Bagnols-de-Lozère, Contrexéville, La Malou, le Mont-Dore.

Le chapitre troisième est consacré à la description sommaire des divers modes d'administration de ces eaux.

Enfin le chapitre quatrième traite des effets physiologiques, des indications et des contre-indications de ces eaux dans un certain nombre de maladies.

Nous terminons ce travail, qui, nous le répétons, est surtout un travail d'ensemble, un travail de révision, par quelques conclusions qui nous ont paru découler nettement de l'examen des faits.

ÉTUDE

SUR LES

EAUX THERMALES

de Chaudesaigues (Cantal)

CHAPITRE PREMIER

Topographie et historique

TOPOGRAPHIE

Chaudesaigues est un chef-lieu de canton du département du Cantal, situé dans cette partie de l'arrondissement de Saint-Flour qui, au midi de la Truyère, confine à la Lozère et à l'Aveyron.

La ville a une population de 2,800 habitants. Elle est à 260 mètres au-dessus du niveau de la mer, bâtie en amphithéâtre sur les versants d'un petit bassin en forme d'entonnoir.

Le ruisseau le Remontalou traverse Chaudesaigues, coule du midi au nord, et, aux jours d'orage, il devient assez important pour causer des dégâts aux propriétaires riverains.

La route nationale de Saint-Flour à Rodez traverse Chaudesaigues parallèlement à ce ruisseau. Elle est bordée d'une double rangée de maisons qui constituent ce qu'on pourrait appeler la ville nouvelle ; les autres rues sont étroites, escarpées et rappellent l'aspect des vieux quartiers des grandes cités.

A Chaudesaigues, la vue ne s'étend que dans la direction du midi, vers les prairies couronnées de bois que surmonte le pittoresque château de Couffour.

La colline ne se prolonge que dans la direction de Saint-Flour. Pendant les journées froides, les vapeurs de l'eau chaude forment une buée qui voile la ville elle-même ; mais il suffit de gravir quelques centaines de mètres de côte pour voir l'horizon s'élargir et pouvoir contempler un splendide panorama.

Du sommet des plateaux qui dominent Chaudesaigues apparaît, en effet, un vaste camp naturellement retranché, à l'ouest et au nord-ouest, par des coteaux qui vont s'étageant jusqu'au pied du Cantal ; au nord, à l'est et au midi, par des collines abruptes adossées à des plaines fertiles et se superposant alternativement jusqu'aux longues crêtes de la Margeride.

La ligne de Paris-Béziers traverse Saint-Flour, Ruines, Garrabit, Saint-Chély, et de toutes ces stations, ainsi que des gares intermédiaires on peut gagner Chaudesaigues en voiture.

De Chaudesaigues à Saint-Flour, la route nationale de Rodez s'étend sur une longueur de 32 kilomètres, au milieu des plaines fertiles de la Planèze et à travers les côtes sauvages qui, plus loin, surplombent les gorges affreuses de la Truyère.

Indépendamment des sources d'eau chaude, que nous décrirons ailleurs, Chaudesaigues rappelle la plupart des petites villes de l'Auvergne par les mœurs de ses habitants, sa petite industrie de lainages et de tanneries, et par quelques monuments gothiques.

HISTORIQUE

Chaudesaigues a dû son origine à la présence de nombreuses sources d'eau chaude. Son histoire remonte aux âges les plus reculés. Des fouilles accidentelles, nécessitées par les constructions ou les réparations, mettent tous les jours à nu des portions de canaux, des piscines et autres débris qui permettent de supposer que le sol renferme les ruines d'une installation thermale qui a dû être prospère à l'époque gallo-romaine.

Le nom de Chaudesaigues est la traduction fidèle de l'expression *calentes Baiæ*, qu'emploie Sidoine Apollinaire dans une lettre écrite, vers l'an 450, à son ami Aprus : « Nunc te calentes Baiæ et scabris cavernatium ructata pumiscibus aqua sulfuris atque jecorosis ac phthiscentibus languidis medicabilis piscina delectat. » Le père Sirmond, Savaron et Legrand d'Aussy sont d'accord à reconnaître que Sidoine Apollinaire a voulu parler de Chaudesaigues.

Michel Bertrand a revendiqué en faveur de Mont-Dore les paroles de Sidoine Apollinaire.

Jean Banc, en 1618, cite les eaux de Chaudesaigues et s'étonne de leur degré de chaleur à une altitude pareille.

Il admire les usages que la cuisine du pays savait en tirer.

En 1670-71, du Clos, médecin ordinaire du roi, présente à l'Académie des sciences une notice sur les eaux minérales de plusieurs provinces de France, et il cite Chaudesaigues comme contenant le véritable nitre des anciens (natrum).

En 1826, le professeur d'Alibert, parlant de Chaudesaigues dans son ouvrage sur les eaux minérales, reconnaît qu'elles ont été très fréquentées au Ve siècle et ne s'explique pas l'injuste oubli dans lequel est tombée cette station.

A la même époque, un membre de la commission des eaux

alors établie déclare, dans un excès d'enthousiasme, que Chaudesaigues pourra être un jour le Carlsbad de la France.

Un certain nombre de travaux et un plus grand nombre de manuscrits ont été consacrés à l'étude de Chaudesaigues. Nous devons citer les plus connus :

En 1771, Bosc d'Antic adresse à l'Académie son examen sur les eaux thermales de Chaudesaigues.

Bonnel de la Bargeresse, sept ans plus tard, écrit un travail sur les mêmes eaux.

La lecture de cet ouvrage nous apprend que, dès cette époque, un grand nombre de piscines étaient mises en usage pour l'administration des eaux.

De 1810 à 1850 règne ce que je proposerais d'appeler l'ère officielle de Chaudesaigues.

M. Barlier, maire de Chaudesaigues et député du Cantal, réussit à intéresser le gouvernement et les savants aux ressources thermales de sa commune.

MM. Berthier, Darcet, Chevallier, visitent plusieurs fois Chaudesaigues, en étudient les avantages industriels et thérapeutiques.

M. Chevallier est chargé par le gouvernement de faire l'analyse des eaux.

Ce savant s'acquitte de sa mission, devient l'ami dévoué de Chaudesaigues, et, après avoir dit que ces eaux se rapprochent par leur composition de celles de Plombières, il conclut à l'utilité de la création à Chaudesaigues de l'établissement important que demandaient le Conseil général du Cantal, Barlier, Berthier, d'Alibert, Delamarre, Ledru et Michel Bertrand.

En 1833-34, deux docteurs de la Faculté de Paris, Podevigne et Bonniol, consacrent leur thèse à une dissertation sur les eaux thermales de Chaudesaigues et dédient leur travail à MM. Chevallier, Darcet et d'Alibert.

M. Verdier, médecin à Chaudesaigues, fournit à tous ces travailleurs les observations mentionnant les résultats obtenus par l'administration des eaux thermales.

M. Grassal, inspecteur des eaux minérales, a adressé un rapport à l'Académie et laissé un manuscrit très détaillé sur l'histoire, les propriétés et les usages des eaux de Chaudesaigues.

En 1836, M. Lecoq (de Clermont-Ferrand) visite les thermes de Chaudesaigues et il consigne ses impressions dans les Annales de l'Auvergne.

MM. Teilhard (J.), Bremont (G.), Dufresse de Chassaigne, Mathieu, Biron, Tassy et Rochette, publient des mémoires assez étudiés sur les eaux et les effets obtenus à Chaudesaigues.

Tous ces travaux ont eu pour résultat de jeter un jour nouveau sur la valeur de Chaudesaigues, d'appeler un plus grand nombre de malades; mais l'industrie privée a dû continuer de les utiliser.

Effrayés par le chiffre élevé des indemnités et des dépenses, découragés par les difficultés de communications qui, à ce moment, tenaient Chaudesaigues éloigné des centres importants, le gouvernement et les intéressés ne donnèrent pas suite aux projets de leurs ingénieurs. On voit encore les premières assises d'un établissement qu'avait entrepris la Société Vaissier.

Aujourd'hui, près de 800 à 900 malades fréquentent la station pour une série d'affections que nous apprendrons à connaître et desquelles nous déduirons les indications thérapeutiques de Chaudesaigues.

Avant de quitter cet historique, que complétera un index bibliographique, nous nous permettrons de signaler quelques usages curieux que les habitants de Chaudesaigues savent tirer de l'eau thermale.

Le plus grand nombre des maisons possèdent un ruisseau d'eau chaude qui, en hiver, circule sous les dalles du sol et chauffe les appartements. Mais ce système de chauffage, qui pourrait devenir précieux, est assez mal installé et quelques maisons ne possèdent qu'une pierre qui soit ainsi chauffée.

Plus curieux encore, et c'est uniquement à ce titre que nous le rappelons, est l'emploi de cette eau dans l'art culinaire; le séjour des aliments dans cette eau, à température élevée, équivalant à l'effet d'un chauffage par le feu.

M. Darcet avait appris à l'aubergiste Felgères l'art de faire des incubations artificielles. Le procédé eût un plein succès.

L'eau sert à désuinter les laines et donne de la valeur à tous les produits que la petite industrie de Chaudesaigues exporte.

Puisque nous parlons de ces faits, rappelons que M. Berthier, ingénieur au corps royal des mines, a calculé que la chaleur naturelle des sources de Chaudesaigues tenait lieu à la ville de 4,640 kilogrammes de houille ou de 9,359 kilogrammes de bois, c'est-à-dire d'une forêt de chênes d'une superficie de 550 hectares. M. Lecoq trouve ces calculs trop peu élevés et il se livre à des considérations qui démontrent que la quantité de calories données à la ville de Chaudesaigues est autrement considérable.

Nous laissons à chacun de ceux qui pourront nous lire à soin de considérer tout ce que l'industrie pourrait obtenir d'une force telle que cette chaleur donnée naturellement et si mal utilisée depuis des siècles.

Enfin, on peut légitimement supposer que cette eau, à 80° centigrades, peut être considérée comme très pauvre en microbes, puisque la plupart des germes, à moins qu'ils ne donnent des spores, ne résistent pas à cette température, et que, par suite, son emploi pour le lavage des plaies peut permettre une facile sinon rigoureuse asepsie.

Une eau qui filtre du sol avec 81°5 (Dufraisse de Chassaigne) de température doit présenter dans les profondeurs une chaleur assez considérable pour rendre la vie impossible à des microbes plus résistants.

CHAPITRE II

Les sources thermales de Chaudesaigues. — Leurs caractères physiques et chimiques. — Comparaison avec la composition chimique des eaux de Plombières, Bagnols, Évian, Contrexéville, Aix, La Malou, Le Mont-Dore.

LES SOURCES

Elles sont excessivement nombreuses. On les voit sourdre du pied de la montagne de la Jarrige, du lit du Remontalou et du sous-sol de beaucoup de maisons privées. On a étudié et donné un nom à beaucoup de ces sources, et l'on s'accorde à leur reconnaître un foyer d'origine commun.

Source du Par

C'est la plus importante des sources de Chaudesaigues et celle qui a été le mieux étudiée. Elle sort en bouillonnant d'un massif de fer sulfuré.

C'est, jusqu'à ce jour, la source thermale la plus chaude de France (81 degrés).

Son débit est, d'après M. Berthier, de 200,000 litres par vingt-quatre heures, et, selon M. Chevallier, de 230,400 litres. M. Berthier évalue le volume de l'eau émise par toutes les sources à 300 mètres cubes environ.

M. Lecoq a calculé que, si cette masse d'eau s'écoulait dans le vaste cratère du Pariou, elle le remplirait en moins de onze années.

Il admet comme possible l'existence, à Chaudesaigues, d'un ancien lac d'eau chaude.

Les expérimentateurs qui avaient précédé M. Chevallier à Chaudesaigues ne trouvaient pas, pour la source du Par, un degré thermique constant.

C'est ainsi que Bosc d'Antic donnait 75° centigrades, M. de la Bargeresse 77°, MM. Berthier, ingénieur au corps royal des mines, et Grassal, inspecteur, 88° centigrades. Ces résultats différents tenaient, sans doute, à l'imperfection des appareils mis en usage.

M. Chevallier a contrôlé ces faits avec soin et il a trouvé que la source du Par avait 81 degrés au griffon et 80 au point où, après un trajet de quelques mètres en canal couvert, elle vient se jeter dans le bassin de la place pour être distribuée aux maisons de la ville. La température des autres sources a été prise par M. Verdier. Le tableau suivant résume ces recherches :

Sources du Pont de la Place	Clavières	57°50
	Du Gravier	65°50

L'Hospice	70	Ganivet	60
L'Estende	35	Teisset	59
Barlier, du Sarget	71	Bedenel	57
Braschet	49	Fayet	67
Verdier	61	Chareire	59
Podevigne	60	Passenaud	72
Chaudesaigues (Laprade)	59	Arlhac	54

Toutes ces sources, nous l'avons dit, ont probablement une origine commune, et leurs différences physiques et chimiques s'expliquent par leur mélange à des eaux d'infiltration et par leur distance respective du foyer commun.

Elles sortent du sol avec force et laissent dégager de nombreuses bulles de gaz. Leur densité est faiblement supérieure à celle de l'eau distillée.

Elles sont transparentes, incolores, d'une faible odeur.

Leur goût est fade, mais l'habitude surmonte promptement la faible répugnance qu'elles inspirent d'abord.

M. Chevallier nous dit dans son mémoire qu'il avait goûté plusieurs fois à la soupe indigène. On a dit que le pain qu'on y faisait tremper se réduisait en bouillie sans passer à l'état spongieux. M. Chevallier n'a pas constaté ce fait. Les eaux cuisent les légumes et dissolvent le savon, mais pas aussi facilement que l'eau ordinaire.

Leur refroidissement suit la même progression que l'eau chauffée par le feu. La source de la Bonde du Moulin dégage, à l'approche des orages, une odeur d'hydrogène sulfuré peu sensible. Elles peuvent être conservées fort longtemps, à la condition d'être tenues dans des vases hermétiquement fermés.

Ces eaux, conservées pendant plusieurs mois, n'ont donné lieu ni à la formation d'un dépôt, ni à des incrustations sur les parois des vases qui les contenaient. Elles pourraient être exportées.

En vase découvert, elles se recouvrent d'une mince couche d'une matière oléagineuse, d'aspect irisé. Chevallier pense que la matière organique y est maintenue en dissolution grâce à la présence de la soude, qui explique également pourquoi elles sont grasses et onctueuses au toucher.

ANALYSES CHIMIQUES

M. Chevallier a donné, en 1828, une analyse qui faisait classer Chaudesaigues parmi les eaux bicarbonatées sodiques faibles.

Vers 1850, M. Blondeau, professeur de chimie au collège de Rodez, refit les analyses de Chevallier et constata la présence de nouveaux éléments qui doivent faire changer Chaudesaigues de classe.

Nous mettons en regard les résultats de ces analyses :

CHEVALLIER 1828	
Acide carbonique.......	78
Oxygène................	5
Azote..................	17
	100
Hydrosulfate formé à l'aide de la chaleur.........	traces
Carbonate de soude.	0 gr. 592
— de chaux......	0 046
— de magnésie...	0 008
Oxyde de fer..........	0 006
Chlorure de sodium dissous par l'alcool..........	0 005
Chlorure de sodium......	0 126
Sulfate de soude.........	0 032
Acide silicique dissous par l'alcali....	0 023
Acide silicique..........	0 080
Silicate de chaux........	0 002
Matière organique...... .	traces
— bitumineuse.....	0 006
Traces de sels de potasse et perte.............	0 003
Total des matières fixes..	0 gr. 937

BLONDEAU 1850-51	
Acide carbonique........	77
Oxygène...............	4
Azote.................	19
	100
Carbonate de soude......	0 gr. 471
— de chaux.....	0 050
— de magnésie..	0 010
Oxyde de fer............	0 001
Sulfate de soude.........	0 045
— de chaux.........	0 050
— de magnésie......	0 006
Sulfure d'arsenic.........	traces
— de fer..........	traces
Chlorure de sodium......	0 063
— de magnésium...	0 007
Bromure de sodium......	0 020
Iodure de sodium........	0 018
Silicate de soude........	0 082
Acide silicique..........	0 015
Alumine...............	0 001
Matières organiques... ..	0 010
Total des matières fixes..	0 gr. 811

De ses expériences de 1868, M. Chevallier a conclu que l'eau du Par contenait un quart de milligramme d'arsenic par litre. M. le professeur Nivet a constaté, en outre de l'arsenic, des quantités minimes de strontiane.

L'analyse d'un gramme de la matière d'incrustation laissée par les eaux, a donné à M. Berthier les matières suivantes :

Carbonate de chaux.......	757	milligr.
— magnésie...	25	—
Oxyde de fer............	45	—
Silice..................	103	—
Eau....................	70	—
	1.000	

M. Blondeau a également étudié ces dépôts avec beaucoup de soin.

Les résultats qu'il a obtenus plaident en faveur de l'exactitude de l'analyse qu'il a donnée des eaux.

Le professeur de Rodez veut que Chaudesaigues soit désormais placé à côté des eaux hyperthermales ou hypothermales, métallites ou ferrugineuses faibles, iodurées et bromurées carboniques moyennes.

C'est le rang que leur donne Rotureau, qui, dans le *Dictionnaire encyclopédique des sciences médicales* de Dechambre, reproduit l'analyse de Blondeau.

Ce que nous disons de la source du Par doit s'appliquer aux autres sources.

Nous trouvons dans l'ouvrage de M. Teilhard le tableau comparatif suivant :

EAU. — UN LITRE

SUBSTANCES MINÉRALES	FONTAINE THERMALE DU PAR	SOURCE DE L'ESTENDE	SOURCE de la grotte du MOULIN	PRINCIPALE SOURCE de la maion FELGÈRE
Matière organique	traces	traces	traces	traces
Matière bitumineuse	0,0060	0,0065	0.0060	0.0060
Chlorure de magnésium	0,0069	0,0069	0.0067	0,0069
Chlorure de sodium dissous par l'alcool	0,0055	0,0052	0.0055	0.0057
Silice dissoute par l'alcali	0,0230	0,0275	0.0285	0,0282
Sulfate de soude	0 0325	0.0000	0.0000	0.0000
Chlorure de sodium	0.1263	0.1250	0.1270	0.1300
Sous-carbonate de soude	0.5920	0.5930	0.5920	0.5915
Oxyde de fer	0.0060	0.0055	0 0057	0.0060
Carbonate de chaux	0.0460	0.0470	0 0460	0.0460
Carbonate de magnésie	0,0080	0.0077	0.0079	0.0080
Silice	0.0800	0.0805	0.0800	0.0845
Chaux combinée à la silice	0.0020	0.0017	0.0020	0.0013
Traces de sels de potasse et perte	0.0036	0.0333	0.0325	0.0310
	0.9378	0.9398	0.9398	0.9449

Chevallier indique encore que toutes les eaux de Chaudesaigues contiennent une petite quantité de soufre, qui n'est pas démontrée par les réactifs, mais qui, en passant à l'état d'hydrosulfate d'ammoniaque par l'action de la chaleur, peut être décélée au moyen de la distillation.

Telles sont les analyses que nous possédons sur Chaudesaigues. J'avoue qu'une nouvelle analyse faite à l'aide des moyens précis de la chimie actuelle serait utile à la science. Puisque nous parlons d'essais chimiques, ajoutons que M. Chevallier comparait Chaudesaigues à Plombières ; l'ingénieur Berthier voulait même qu'on laissât le Mont-Dore ; d'autres ont dit que Chaudesaigues remplacerait Wilbad, Néris, Évian, Contrexéville, La Malou, Aix, Bagnols-de-Lozère. Pour mettre les lecteurs qui pourront nous lire en mesure de juger de la valeur de ces comparaisons, nous donnons ici l'analyse de quelques-unes des eaux similaires de Chaudesaigues.

PLOMBIÈRES

(Henry et Lhéritier) (1855)

Source du Crucifix

Acide silicique	0 gr. 0200
Alumine	0 gr. 0120
Silicate de soude	0 gr. 0518
— de potasse	0 gr. 0080
— de magnésie — de chaux	0 gr. 0454
Lithine silicatée pobablement	sensible
Chlorure de sodium — de potassium	0 gr. 0450
Sulfate de soude (supposé anhydre)	0 gr. 0810
Arséniate de soude	0 gr. 0006
Sesquioxyde de fer	traces sens.
Iodure	indices
Phosphate	très sens.
Fluor ou fluate Acide borique ou borate	indices douteux
Matière organique azotée	0 gr. 0200
Total	0 gr. 2838

ÉVIAN

Source Cachat

Bicarbonate de magnésie	0 gr. 0130
— de chaux	0 gr. 1940
— de soude	0 gr. 0200
— de potasse	0 gr. 0060
Protoxyde de fer	»
Ammoniaque	»
Phosphate de soude	0 gr. 0014
Oxyde de manganèse	»
Combinaison de protoxyde de fer et de matière organique	»
Sulfate de magnésie	»
Nitrate de chaux	»
Chlorure de sodium	»
Silice	»
Alumine	»
Matière bitumineuse	»
Total des matières fixes	0 gr. 2344

NÉRIS

Puits de César

Bicarbonate de soude	0 gr. 4169
— de chaux	0 gr. 1455
— de potasse	0 gr. 0129
— de magnésie	0 gr. 0057
— de fer	0 gr. 0042
Manganèse	traces
Sulfate de soude	0 gr. 3896
Chlorure de sodium	0 gr. 1788
Iodure et fluorure de sodium	traces
Silice	0 gr. 1121
Matière organique azotée	traces
Total	1 gr. 2657

LA MALOU

Source du Capus

(Analyse en 1809 par Saint-Pierre)

Sulfate de soude	0 gr. 0623
Chlorure de sodium	0 gr. 0312
Carbonate de soude	0 gr. 0935
— de chaux	0 gr. 0623
— de magnésie	0 gr. 0082
— de fer	0 gr. 0161
Matière colorante et perte	0 gr. 0700
Total des matières fixes	0 gr. 3436

MONT-DORE

Source César

Bicarbonate de soude	0 gr. 5361
— potasse	0 gr. 0212
— chaux	0 gr. 3209
— magnésie	0 gr. 1676
Protoxyde de fer	0 gr. 0258
— manganèse	traces
— rubidium	traces
— cœsium	traces
Chlorure de sodium	0 gr. 3587
Sulfate de soude	0 gr. 0756
Arséniate de soude	0 gr. 00095
Acide silicique	0 gr. 1552
Alumine	0 gr. 0083
Iodure et fluorure de sodium, borate de soude matière organique et animale	traces
Total	1 gr. 67035

BAGNOLS (DE LA LOZÈRE)

(Analyse chimique, donnée par M. l'inspecteur Dufresse de Chassaigne).

Bicarbonate de soude anhydre	0 gr. 2265
— chaux	0 gr. 0684
— magnésie	traces
Chlorure de sodium	0 gr. 1428
— magnésium	0 gr. 0030
Sulfate de soude anhydre	0 gr. 0890
— chaux	0 gr. 0148
Silice, alumine et oxyde de fer	0 gr. 0329
Arsenic	traces
Matière organique azotée, soluble et insoluble (glairine)	0 gr. 0358
Total	0 gr. 6132
Gaz { azote	quantité indéterminable.
Gaz { acide carbonique	quantité indéterminable.
— — sulfhydrique	0 gr. 0027

AIX-LES-BAINS

(Analyse par Bonjean, chimiste à Chambéry)

Source d'Alun

Acide silicique	0 gr. 00430
Phosphate d'alumine } — de chaux } Fluorure de calcium }	0 gr. 00249
Carbonate de chaux	0 gr. 18100
— magnésie	0 gr. 01980
— fer	0 gr. 00936
Strontiane	traces
A reporter	0 gr. 21695

Report.........	0 gr. 21695
Sulfate de soude.........................	0 gr. 04240
— chaux..........................	0 gr. 01500
— magnésie.......................	0 gr. 03100
— alumine........................	0 gr. 06200
— fer............................	traces
Chlorure de sodium.......................	0 gr. 01400
— magnésium	0 gr. 02200
Glairine.................................	quantité indéterminée.
Perte....................................	0 gr. 00724
Total............	0 gr. 41059

CHAPITRE III

Mode d'administration

Chaudesaigues n'est pas encore pourvu d'un établissement de l'importance de ceux qu'on voit à Plombières, Bourbon-l'Archambault, etc.

Les malades qui se rendent à Chaudesaigues y sont traités par les bains, les douches ou le séjour dans les étuves.

L'utilisation de l'eau en boisson, pulvérisation, etc., n'a été jusqu'à ce jour que la partie accessoire du traitement suivi à cette station.

L'historique de Chaudesaigues nous apprend que ces eaux ont eu des alternatives de prospérité et de délaissement. On peut montrer encore la place où fut la maison des religieux d'Aubrac et des maisons que les manuscrits de Bonnel de la Bargeresse nous décrivent comme ayant, lors de son voyage à Chaudesaigues, en 1778, des baignoires et des piscines en assez grand nombre. Nous savons, par M. Chevallier, qu'en 1792, la seule piscine qui survécut fut comblée, et M. Chevallier ne nous dit pas les motifs qui provoquèrent cette mesure.

Dès 1803, les eaux de Chaudesaigues furent soumises à l'inspectorat. Augustin Felgères avait installé dans son hôtel quelques baignoires, une piscine et une pompe à douches. Les malades reprirent le chemin de Chaudesaigues. Leur nombre se multiplia à la suite des travaux de 1810 à 1830, et il devint assez considérable.

Chaudesaigues fut bientôt doté des établissements Verdier, Abrial, Clavières et Bonnefoi. Cet état de choses n'a pas donné à Chaudesaigues la prospérité. Il a contribué à perpétuer l'insuffisance d'installation qui régnait avant, car ce n'eut ni le goût ni les moyens de donner à ces établissements tous les perfectionnements que demandaient les progrès de l'hydrothérapie. La commune semble avoir compris ces inconvénients ; depuis quelques années, la concession des eaux a été consentie à une seule Compagnie, qui s'est proposé d'agrandir l'établissement Abrial et d'y réunir tous les appareils dont l'utilité est démontrée ailleurs.

Jusqu'à ces dernières années, les moyens mis en usage étaient ainsi répartis : quelques cabinets de bains se composant de quatre à cinq baignoires, des cabinets d'étuves et un cabinet de douches.

De plus, des robinets de douches s'ouvraient au-dessus des baignoires, à une hauteur de 4 à 5 mètres au-dessus du niveau de celles-ci. Les bassins destinés au refroidissement de l'eau thermale étaient faits en métal ou en maçonnerie. Par des procédés assez ingénieux, on pouvait obtenir la douche en pomme d'arrosoir ou en jet, la douche ascendante ou latérale.

L'eau thermale de Chaudesaigues se prête à tout ce qu'on peut désirer. Elle peut être conduite partout où l'on voudrait choisir l'emplacement d'un établissement ; le médecin peut obtenir l'eau au degré qu'il désire prescrire ; une dépense de calorique minime permet d'obtenir la vapeur en jet.

On doit considérer encore que cette eau est éminemment propice à réaliser dans les meilleures conditions les bains médicamenteux, tels que les bains sulfureux, alcalins, salés, etc.

L'adjonction d'une autre substance active à l'eau minérale est d'ailleurs pratiquée dans certaines stations.

Il semble qu'on doive en revenir de l'opinion que Durand-Fardel a formulée dans son livre au sujet de Chaudesaigues.

Cet auteur a dit que ces eaux n'avaient pour elles qu'une thermalité excessive qui devenait un embarras. Les eaux de Chaudesaigues contiennent, en plus du calorique, des substances minérales et organiques.

Ces éléments s'y trouvent en quantité minime, mais l'action des eaux thermales, pauvres en principes minéraux, n'est, d'une façon générale, pas discutable, et la thérapeutique trouve de bons moyens de traitement dans toute cette classe d'eaux que leur faible minéralisation fait désigner sous le nom d'eaux oligométalliques.

Un ancien interne des hôpitaux de Montpellier, M. Chiaïs, a dit des eaux d'Évian qu'elles étaient un véritable sérum minéral. Chaudesaigues, aux termes de cette comparaison, serait-il un sérum minéral un peu plus riche que celui d'Évian ?

CHAPITRE IV

Observations

Nous empruntons à la littérature médicale un certain nombre d'observations, nous réservant de les discuter et d'établir ensuite la valeur de ces eaux dans telle ou telle maladie, et résumer en somme les indications principales de Chaudesaigues.

En 1778, M. le marquis de Bosredon, atteint d'une sciatique des plus violentes, dut à l'usage des eaux de Chaudesaigues le rétablissement de sa santé et la faculté de marcher qu'il avait perdue. M. Bonnel de la Bargeresse nous apprend que ce fait eut un retentissement immense, et c'est pour cette raison que nous l'avons rapporté.

M. Chevallier cite la guérison suivante, qu'il a vue se produire pendant son séjour à Chaudesaigues.

Il s'exprime ainsi :

Un fait qui mérite d'être remarqué s'étant présenté pendant mon séjour à Chaudesaigues, je crois devoir le consigner ici, avec d'autant plus de raison que je puis en attester la vérité, l'observation ayant recueillie, sur ma demande, par M. le docteur Grassal.

OBSERVATION PREMIÈRE

Favier (Simon), de Sainte-Marie (Cantal), âgé de quarante-cinq ans, ayant constamment joui d'une bonne santé, pionnier de son état, fut, en janvier 1827, renversé par un éboulement de matériaux, sous lesquels il se trouvait placé pour y extraire de la pierre. La cuisse, la jambe gauche, supportèrent tout l'effort de la chute des corps ; la cuisse, notamment sur son articulation coxo-fémorale, fut le lieu où la pression et l'écartement des parties se firent le plus sentir, car il était dans une attitude de demi-flexion de toutes les jointures, et comme agenouillé. Le sujet éprouva aussitôt les souffrances les plus vives, et il fut pris de tiraillements de l'arcade crurale, avec pression douloureuse des muscles extérieurs de la cuisse. La masse des corps qui opéraient le désordre pesait sur les muscles fessiers, et la résistance vive fut opérée par un bloc de pierre portant sur toute la direction de l'aine et le haut de la cuisse.

Débarrassé des décombres, il sentit aussitôt tout le membre engourdi et privé de mouvement, sans lésion extérieure, ni désordre interne de l'articulation. Contraint de garder le lit pendant quatre jours, Favier éprouva, pendant ce temps, de vives souffrances, telles que des crampes très intenses des muscles jumeaux, des rétractions vives des tendons fléchisseurs des orteils ; ce qui faisait craindre qu'il n'y eût luxation. Enfin, le malade sentait des fourmillements passagers, et il y avait insensibilité du membre.

On l'avait enveloppé, immédiatement après cet accident, dans une peau de mouton fraîchement écorchée, et on lui appliqua des sangsues au pli de l'aine. N'ayant éprouvé que très peu de soulagement aux douleurs si souvent répétées, il résolut de se tenir en repos, espérant tout du temps et de la patience. En effet, la sensibilité sembla revenir graduellement, et plus tard, à l'aide d'une crosse, il put exercer de légers mouvements; mais, aux moindres contractions vives des muscles, il survenait souvent de la rétraction dans les fléchisseurs, et un engourdissement plus prononcé du membre.

Dans un tel état, ce malade, sur l'avis des médecins, s'est fait conduire à Chaudesaigues pour y prendre des douches. Soumis à notre observation, et jugeant la paralysie incomplète par l'effet de la lésion du nerf crural, nous avons été peu surpris de l'effet avantageux que le malade a éprouvé de l'action des douches thermales (ces effets s'étant nombre de fois réalisés); dès la troisième douche, les contractions musculaires se sont trouvées moins vives et moins fréquentes, les fourmillements ont presque entièrement disparu; à la sixième douche, le malade commençait à marcher sans béquille; toutes les douleurs avaient disparu et l'on pouvait assurer que, en continuant ce traitement, il s'en retournerait dans ses foyers parfaitement guéri et qu'il pourrait reprendre ses anciennes occupations. Ces renseignements ont été certifiés, le 7 juillet, par M. le Dr Grassal.

Au moment de mon départ de Chaudesaigues, Favier était presque entièrement guéri, et, sa figure qui était pâle à son arrivée, avait repris de la couleur; il y avait un tel changement dans sa personne, qu'il n'était pas reconnaissable.

Nous trouvons dans la thèse de M. le Dr Podevigne le résumé des faits suivants :

Depuis 1803, le nombre des malades a toujours été croissant; et, en 1828, leur nombre s'éleva à 245, diversement affectés ; et, en 1829, à 295.

D'après M. Grassal, parmi ces 295 malades, on compte : 1° *126 rhumatisants*, tant musculaires que fibreux, pectoraux, brachiaux, articulaires, lombaires, ambulants, etc., etc.; 2° 41 névralgies, parmi lesquelles 30 sciatiques et 11 épicrâniennes; 3° 34 affections fibreuses, fibro-cartilagineuses ou osseuses, parmi lesquelles 3 périostoses, 6 rétractions musculaires avec atrophie, 6 gibbosités dorsales, 12 tumeurs blanches des genoux, 10 engorgements osseux des articulations du tarse, 5 caries coxales, 2 caries tarsiennes, 1 du tibia et du fémur gauche, dont le séquestre venait d'être extrait, et 1 ostéo-sarcome du fémur gauche; 4° 12 scrofules à divers degrés avec des symptômes divers; 5° 62 affections catarrhales, 15 bronchites chroniques, 4 catarrhes chroniques vésicaux, 1 néphrite, 1 otorrhée, 7 diarrhées, 6 gastrites ou gastro-entérites, 12 aménorrhées avec flueurs blanches, etc.; 6° 60 affections chroniques du foie avec douleurs plus ou moins graves de l'hypocondre; 7° 11 affections cutanées; 8° 4 ulcères chroniques; 9° 6 raideurs articulaires; 10° 7 vésanies diverses.

Sur un résumé de l'observation de 167 malades, on trouve que 91 ont été parfaitement guéris, 26 bien soulagés, et que 2 des 46 autres ressentirent les effets du traitement après être rentrés dans leurs foyers.

M. Grassal a étudié 7 caries vertébrales avec gibbosité; il a vu les unes guéries complètement, les autres éprouver un grand amendement sous l'influence des eaux; il a dressé les observations qu'on peut lire dans son rapport à l'Académie de médecine pour l'année 1829. Il en a joint à celles-ci une autre d'engorgement considérable du tarse, à la suite d'une chute, guérie presque miraculeusement par nos eaux.

On trouve dans le mémoire de M. Chevallier 21 observations du médecin Verdier, de maladies diverses guéries par l'eau de Chaudesaigues et qui ne tendent à rien plus qu'à démontrer sa grande efficacité. Les 1re, 2e, 15e 16e, 17e, 18e, 19e, 21e, sont celles de sciatique.

La 3e, d'un cas de douleur et de tumeur articulaire avec hydarthrose ; le liquide fut évacué par la ponction, et, quoi que fît M. Verdier, le genou ne perdait rien de sa tuméfaction. Il ordonna les douches de Chaudesaigues, qui enlevèrent le mal comme par enchantement. La 4e, d'une tumeur de nature lymphatique au genou droit, avec courbure de la jambe en cet endroit. La 5e, d'un engorgement du foie à la suite de la cessation des menstrues.

La 6e, celle d'un endolorissement de tout le corps, avec susceptibilité telle que le moindre contact devenait insupportable.

Cette affection avait résisté à toutes les méthodes connues de traitement, et ne céda qu'à la puissance de nos eaux.

La 7e, d'un commencement de luxation spontanée du fémur. La 8e, d'un œdème rebelle des extrémités, que le bain de vapeur seul put dissiper. La 9e, d'une hémiplégie complète, avec paralysie de la langue, tenant, dit le médecin dont nous citons les observations, à de violents chagrins que le malade avait éprouvés ; elle guérit entièrement. La 10e, d'un rhumatisme aux extrémités avec tuméfaction des articulations des phalanges. La 11e, d'une douleur opiniâtre avec tuméfaction du genou, après la consolidation d'une fracture rotulienne transversale. La 13e, d'un rhumatisme primitivement ambulant, qui s'était fixé aux extrémités inférieures et ne permettait aucun mouvement. La 14e, d'un rhumatisme articulaire du métatarse droit. La 19e, d'un état rhumatismal très douloureux. La 20e, de douleurs rhumatismales chez un malade autrefois atteint de syphilis, douleurs qui, du sommet de la tête, se portaient aux extrémités supérieures et inférieures, et augmentaient aux approches d'un temps humide et froid.

M. Bremont, dans son mémoire sur les applications thérapeutiques des eaux de Chaudesaigues, nous fournit encore six observations de guérisons fort remarquables. La 1re a trait à une affection tétanique de la mâchoire inférieure; la 2e, à une sciatique. La 3e est celle d'un rhumatisme de toutes les extrémités supérieures, rebelle jusque-là à toute médication, et qui, après un mois de durée, fut guéri à Chaudesaigues en même temps qu'une éruption d'urticaire se développait. La 4e, d'une affection syphilitique générale avec ulcères et engorgement de même nature. Le malade n'avait tiré aucun profit des préparations antisyphilitiques. On le soumit aux préparations de muriate d'or, concurremment avec l'emploi des eaux. Il guérit à peu près complètement.

La 5e, d'une affection rhumatismale avec tuméfaction et paralysie du poignet. La 6e, d'une tumeur blanche à la suite d'entorse.

OBSERVATION II

(Par Bremont, 1835)

Une femme de Loubaresse, âgée de trente-cinq ans environ, d'une constitution moyenne, d'un tempérament bilioso-sanguin, se rendit à Chaudesaigues, chez M. Clavière, en août 1827, attaquée de douleurs laiteuses qui s'étendaient depuis l'aine gauche jusqu'à la plante des pieds, occupant particulièrement le trajet du nerf crural et la partie supérieure du sciatique. Elles embarrassaient tellement les mouvements du membre, que la malade était forcée de faire habituellement usage de crosses, depuis quinze mois que durait cette maladie.

Quelques jours après sa dernière couche, n'ayant pas nourri, la moindre secousse lui occasionnait de vives souffrances dans la partie affectée. Elle avait consulté plusieurs médecins; mon oncle de Nouviale en Planèze, entre autres, qui lui ordonna les bains. La douche fut d'abord essayée; mais les parties étaient si sensibles que la malade ne put la supporter ; dès lors, on emploie à sa place les bains, les douches de vapeur sur la partie affectée, cadis (étoffe de laine) sur la peau ; la transpiration locale et générale devient abondante, la moindre chose fait transpirer la malade ; elle est continuellement en moiteur.

Trois jours suffirent pour améliorer son état ; les parties deviennent moins sensibles ; la malade commence à mettre sa jambe à terre ; six jours après, elle supporte la douche, parle de quitter les crosses pour marcher avec des bâtons, et enfin, après quinze jours de prise, elle part de Chaudesaigues entièrement guérie. La même malade portait en même temps une affection tuberculeuse de poitrine qui s'améliora. Les douleurs n'ont plus reparu, mais cette amélioration de poitrine ne se soutint que quelque temps ; la femme en mourut un an après. Je n'observai dans cette cure d'autres phénomènes remarquables que la sueur. La malade, en prenant nos bains, fit en même temps usage de nos eaux intérieurement.

OBSERVATION III

(Teilhard, 1842)

Une dame de ma connaissance, âgée de quarante ans, ayant toujours joui d'une bonne santé, éprouvait, depuis six mois, une dyspepsie complète ; elle n'avait aucun appétit ; sa bouche était pâteuse, sans que la langue fût chargée ; l'épigastre était sensible à la pression. Aux heures des repas, elle se mettait à table, mangeait par raison et par habitude, sans plaisir comme sans dégoût ; à cela près, sa santé était parfaite.

Quelques médecins lui avaient conseillé de se rendre à Vichy, mais son mari étant atteint d'un rhumatisme articulaire chronique, et devant se rendre aux bains de Chaudesaigues, elle l'y accompagna.

Arrivée sur les lieux, elle chercha à utiliser pour elle un voyage dont la santé de son mari avait été la cause déterminante; et, sur l'avis de quelques personnes étrangères à l'art médical, elle but chaque matin quatre ou cinq verres d'eau de la source de l'Estende. Elle sucrait légèrement cette boisson dans le but d'en faire disparaître la fadeur. Après avoir continué ce traitement pendant une douzaine de jours, elle partit parfaitement délivrée de sa maladie.

J'ai eu l'occasion de la voir deux après son retour des eaux, et la solidité de sa guérison ne s'était point démentie.

OBSERVATION IV

(Teilhard, 1842. — Résumée)

Homme de vingt-huit ans, tempérament sanguin, cultivateur. Première atteinte de rhumatisme siégeant à l'épaule droite.

Dans le courant de l'année 1839, il fut atteint de violentes coliques, et, pendant leur durée, il n'y avait ni soif, ni vomissement, ni diarrhée. Attentif à tout ce qui touchait sa santé, le malade reconnut que les coliques succédaient d'ordinaire aux douleurs de l'épaule, et que ces dernières cessaient lorsque les autres se faisaient sentir. Cet homme reçut de M. Teilhard le conseil d'aller prendre des bains et des douches à Chaudesaigues; il s'y rendit et obtint une guérison radicale.

OBSERVATION V

(Teilhard)

M..., cuisinière, âgée de trente ans, d'un tempérament nerveux, fut atteinte, en 1838, d'une bronchite aiguë des plus intenses.

La durée de cette affection affaiblit beaucoup la malade, et c'est durant cet état de faiblesse que se développèrent des symptômes hystériques très prononcés, qui furent efficacement combattus par des antispasmodiques. En mai 1840, M... éprouva une gastrite aiguë légère qui ne tarda pas à se dissiper. Elle vomissait quelquefois un peu de sang liquide qu'elle croyait expectorer. Elle ne toussait point, et l'auscultation donnait des résultats très rassurants sur l'état des voies respiratoires.

Pendant tout le cours de l'année 1840, l'évacuation menstruelle fut régulière, mais peu abondante. Sa position de cuisinière dans une auberge l'obligeait à des travaux fatigants.

Elle éprouvait souvent un sentiment de douleur à l'épigastre et sous le sternum ; sa bouche était mauvaise, son appétit nul et un goût de sang la tourmentait sans cesse. A la fin de juillet, elle voulut aller prendre des eaux minérales. Un concours de circonstances qu'il est inutile de raconter la conduisirent à Chaudesaigues. Là, elle se plongea une première fois dans un bain tempéré, y tomba en syncope et l'on fut obligé de l'en sortir. Il en fut de même le lendemain ; dès lors, elle dut renoncer aux bains.

J'arrivai à Chaudesaigues sur ces entrefaites, et je conseillai à la malade de s'en tenir à l'usage intérieur de l'eau thermale ; son estomac la supporta très bien. Pendant les premiers jours, elle vomit un peu de sang caillé et éprouva un bien-être marqué après l'avoir rendu. Son pouls était normal, il n'existait point de sensibilité à l'épigastre, point de diarrhée. L'appétit était très vif, insatiable, les digestions très faciles.

En arrivant aux eaux, M... avait un teint jaunâtre, une figure fatiguée.

En huit jours, son teint devint rosé, sa figure épanouie; elle avait, en un mot, toutes les apparences de la bonne santé.

Enfin, après une douzaine de jours de séjour, des symptômes de pléthore sanguine se manifestèrent, le pouls s'éleva, la face s'injecta; il survint des maux de tête et des vertiges, et ces symptômes coïncidèrent avec l'époque présumée du retour des menstrues.

Je fis suspendre l'eau prise en boisson et prescrivis deux pédiluves d'eau thermale, un bain de siège de même nature chaque jour, la diminution de la quantité des aliments et une application de sangsues à la vulve.

Ces prescriptions furent suivies, à l'exception de la dernière.

L'irruption des règles, qui ne tarda pas à avoir lieu, fit cesser tous ces symptômes de pléthore. La malade partit alors de Chaudesaigues délivrée du goût de sang, avec un appétit très vif et un bien-être qui lui était inconnu depuis longtemps.

OBSERVATION VI

(Teilhard)

M... C..., âgé de soixante-dix-huit ans, était dans un état d'infirmité tel qu'il ne pouvait ni marcher ni se servir de ses mains.

Les mouvements et flexions du tronc étaient complètement impossibles. Cette immobilité, à laquelle il était condamné depuis longtemps, lui avait fait perdre l'appétit.

Son existence était très pénible. En vain s'était-il adressé aux médecins de la ville qu'il habitait, en vain avait-il suivi avec exactitude toutes leurs prescriptions, son état n'avait pu être amélioré.

Décidé à tout tenter pour sortir d'une position aussi cruelle, il se rendit à Chaudesaigues, malgré tout ce qu'un trajet de 24 lieues et un pareil traitement paraissait avoir de téméraire pour un homme aussi âgé et aussi souffrant. Là, il ne prit que quelques bains, et la perturbation qu'ils déterminèrent dans cette organisation décrépite fut telle que les médecins, craignant une issue promptement funeste, l'engagèrent à retourner dans sa famille, très persuadés que le terme de sa vie n'était pas éloigné. Ce pronostic ne se réalisa pas ; car, peu de temps après son arrivée à Aurillac, ce respectable vieillard recouvra l'usage de tous ses membres et sentit renaître son appétit.

Plein de reconnaissance pour les eaux qui, me disait-il, lui ont non seulement sauvé la vie, mais la lui ont rendue douce et agréable, il est venu depuis, chaque année, passer une douzaine de jours à Chaudesaigues et se soumettre au même traitement.

Je l'y ai vu, en 1840, prenant chaque jour un bain, qu'il supportait très bien, malgré ses quatre-vingts ans. Son appétit était vif et ses digestions parfaites. Il possédait toute la liberté de ses mouvements. Chaque matin il déjeunait copieusement à onze heures, et, à ce repas, il coupait son vin avec l'eau gazeuse de Sainte-Marie. A quatre heures, il prenait un bain d'eau thermale ; y restait une heure, et à six, heure de son second repas, il mangeait et coupait son vin avec de l'eau thermale.

OBSERVATION VII

(Teilhard, 1842)

Mlle M..., âgée de quarante ans, avait éprouvé, il y a dix-huit ans, à l'époque de la mort d'un parent, une frayeur si vive que toute son organisation en avait été ébranlée.

Depuis lors, elle fut atteinte d'un mal de tête qui la rendait incapable de toute espèce de travail ; de plus, elle éprouvait, trois ou quatre fois par an, des espèces d'attaques caractérisées par une céphalalgie très violente, qui semblait lui retirer la langue, par des vomissements continuels et par la perte du sentiment, poussée à un tel degré qu'on la croyait mourante.

Pendant qu'elle était en proie à ces symptômes, on ne pouvait rien lui faire avaler, et on se bornait à quelques frictions sur les membres.

Mlle M... assurait que l'apparition de sa maladie n'avait coïncidé avec la disparition d'aucune éruption dartreuse, ni avec la suppression de l'écoulement menstruel. A voir son teint vivement coloré et le bon état de la nutrition générale, les nombreux médecins qu'elle avait consultés lui avaient conseillé des saignées générales au bras, au pied, et des saignées locales en tous genres : ces moyens n'avaient jamais apporté un soulagement durable. Les pédiluves et les purgatifs qui avaient été employés avec excès n'avaient donné aucun résultat utile. Les exutoires n'avaient pas eu plus de succès.

Consulté moi-même par la malade, j'avais cru devoir insister sur ces moyens déjà infructueux. Je lui avais ordonné des applications de sangsues à la vulve, l'usage prolongé des pilules aloétiques pour établir une révulsion durable sur les gros intestins, et des bains de siège irritants qu'elle devait prendre cinq à six jours avant l'époque menstruelle, à l'effet d'augmenter cette évacuation périodique ; mais le résultat ne fut pas plus heureux.

La malade, désespérée, se rendit à Chaudesaigues, dans le commencement de juillet, et y prit sans interruption vingt-deux bains et vingt-deux douches sur la tête. La durée de chaque douche était d'une demi-heure. Les premières fatiguèrent beaucoup la malade. La céphalalgie s'était considérablement accrue : elle éprouva des vertiges, son teint devint encore plus animé, une éruption de gros boutons, ayant les caractères de l'acné indurata, se fit sur la face ; mais bientôt l'action des douches ne fut plus douloureuse, et tous les phénomènes signalés, à l'exception des boutons, se dissipèrent. La malade restait deux heures dans son bain, elle qui n'avait jamais pu supporter les bains domestiques, et si plus tard elle en réduisit la durée à cinq quarts d'heure, c'est que l'affluence des malades la força à l'abréger. Elle avait essayé les étuves, mais y avait renoncé, parce qu'elle s'en était trouvée plus fatiguée encore que des douches.

A mon arrivée à Chaudesaigues, je la trouvai dans un état très satisfaisant.

La céphalalgie avait disparu, l'appétit était devenu très vif, les évacuations alvines étaient naturelles, quoique la malade bût quelques verres d'eau thermale.

La sécrétion urinaire était restée la même. Elle m'apprit aussi qu'en sortant du bain elle transpirait très abondamment dans son lit, et que cette transpiration était surtout copieuse autour de la tête. Lorsque cette malade quitta Chaudesaigues, il lui restait encore quelques traces de l'éruption dont j'ai parlé. Ceci se passait à la fin de juillet, et voici ce qu'elle m'écrivait à la date du 28 octobre suivant :

« Monsieur le docteur, lorsque j'eus l'honneur de vous voir

à Chaudesaigues, je vous promis de vous donner des nouvelles de ma santé, et je me serais acquittée de ce devoir depuis longtemps, sans une grande et continuelle abondance de sueurs qui me prit en quittant les bains, au commencement d'août. J'ai transpiré jour et nuit jusqu'au 4 du courant. J'étais obligée de changer de vêtements à tout instant du jour. Mon corps a été tout couvert de *pourpres* semblables à la petite vérole, et, pour faire disparaître cette maladie, j'ai mis un vésicatoire à chaque bras. Aujourd'hui tout est dissipé et je ne vais pas mal.

» Le sang des règles est plus abondant et plus coloré, ma tête est bien déchargée ; mais je suis sans courage et très sensible au froid qui m'indispose, etc. »

Je vis la malade le 3 mai suivant; elle me donna de vive voix des détails plus précis sur sa santé.

Depuis qu'elle avait quitté Chaudesaigues, elle allait bien, la céphalée avait tout à fait disparu.

Son embonpoint rendait bon témoignage de la régularité des fonctions nutritives. Elle me répéta ce qu'elle m'avait écrit, que la transpiration s'était prolongée longtemps, et ajouta que cette transpiration s'était apaisée; la jambe, où elle porte habituellement un cautère, s'était énormément tuméfiée et était devenue douloureuse. Quelque temps après, la sueur s'était rétablie, la moitié droite du corps se couvrit d'une éruption formée de papules rouges enflammées, à laquelle succéda une desquamation de l'épiderme. Ce fut le dernier phénomène critique que présenta sa convalescence. En juin 1841, elle est revenue à Chaudesaigues, plutôt par précaution que par nécessité.

OBSERVATION VIII

Anévrisme du cœur. — Rétrécissement de l'orifice aortique. — Dilatation du ventricule gauche. — Augmentation du volume de l'organe malade. — (Dufresne de Chassaigne, 1877).

M. l'abbé de Pompignac, vicaire-général à Saint-Flour, âgé de quarante-sept ans, d'un tempérament lymphatico-sanguin, d'une constitution robuste, avait commencé à se sentir souffrant dès 1834.

Sous l'influence d'un travail forcé et de vifs chagrins, il lui survint des battements de cœur plus fréquents et plus forts que de coutume, puis des palpitations et de l'oppression qui augmentèrent peu à peu. Les veilles et le défaut de sommeil aggravèrent cet état. Ce ne fut néanmoins qu'en 1839, que M. l'abbé de Pompignac se trouva assez malade pour consulter plusieurs médecins de Rodez, qui diagnostiquèrent une altération organique du cœur, consistant dans une hypertrophie du ventricule droit et conseillèrent l'application de ventouses et de vésicatoires, et à l'intérieur une potion antispasmodique avec la teinture éthérée de digitale.

Le résultat de ce traitement fut très mauvais. La maladie s'aggrava et le malade consulta alors les médecins de Saint-Flour, de Clermont-Ferrand et de Néris, qui furent tous d'accord pour diagnostiquer une affection nerveuse compliquée d'hypocondrie. Ils firent, en conséquence, cesser tout traitement, et prescrivirent seulement quelques antispasmodiques, un peu d'exercice et de la distraction.

Sous l'influence de ces moyens, M. de Pompignac recouvra au bout de quelque temps une santé passable, qui dura jusqu'en 1847. A cette époque, des symptômes analogues à ceux observés la première fois reparurent : palpitations, oppressions et dyspnée, auxquelles il s'adjoignit la sensation de coups portés à la base du cerveau, de l'infiltration et de l'œdème aux extrémités inférieures.

Cet état dura deux ans, pendant lesquels M. de Pompignac subit divers traitements.

Voyant qu'il n'en obtenait aucun résultat satisfaisant, il se décida à venir passer une saison à Chaudesaigues, où il arriva le 26 juillet 1849. Voici l'état dans lequel il se trouvait, lorsque je le vis pour la première fois : palpitations fortes, oppression et dyspnée, surtout en marchant et en montant ; pas d'appétit, mauvais sommeil, accompagné de rêves et de cauchemars ; facies altéré, teint d'une pâleur caractéristique.

A l'auscultation, je trouvai deux battements sourds et profonds, séparés par un bruit de frottement très distinct et pouvant être noté ainsi : tic-fre tac, ce qui indiquait un rétrécissement moyen de l'orifice aortique.

A la percussion, je reconnus que le volume du cœur était augmenté au moins d'un tiers. L'augmentation était, non seulement déterminée par la dilatation du ventricule gauche, mais encore par l'hypertrophie des fibres musculaires.

Cette hypertrophie était dénotée par la sensation des coups frappés à la base du cerveau à chaque pulsation du cœur.

D'après la profondeur du bruit, je fus porté à admettre l'existence d'une péricardite avec épanchements ; enfin, il y avait des intermittences dans le pouls, et un œdème assez prononcé des membres inférieurs. Le soir, cet œdème atteignait jusqu'au-dessous des genoux. J'avais donc affaire à un anévrisme du cœur bien caractérisé et compliqué.

Traitement. — D'après mes conseils, M. de Pompignac prit pendant quatre jours des bains à 33° centigrades, et de demi-heure d'abord, puis de trois quarts d'heure, et de deux à trois verres d'eau thermale.

Pour faciliter le passage de la période thermale, je lui prescrivis une cuillerée à bouche de sirop de digitale matin et soir, dans un verre d'eau, mais je n'en obtins aucun résultat avantageux et je fus obligé de supprimer ce médicament.

Vers le sixième jour, je portai la température du bain à 36 degrés.

Bien que le malade ne prît pas d'étuve, la transpiration ne tarda pas à s'établir.

Quelques jours plus tard, un effet sédatif se produisit, et dès lors une amélioration très notable se manifesta. L'appétit devint meilleur et le sommeil plus calme ; M. de Pompignac put marcher et monter beaucoup plus facilement et plus longtemps ; les palpitations, l'oppression et la dyspnée furent moins fortes.

Cette amélioration augmenta au fur et à mesure qu'il avança dans son traitement.

Enfin, après dix-sept jours de l'usage des eaux, M. l'abbé de Pompignac put retourner à Saint-Flour dans un état de santé des plus satisfaisants. Ainsi, il mangeait avec beaucoup d'appétit, son sommeil durait souvent une grande partie de la nuit et n'était plus troublé par des cauchemars ; il pouvait faire plusieurs kilomètres sans être fatigué ; le teint était rosé ; les palpitations, l'oppression et la dyspnée avaient en grande partie disparu ainsi que les intermittences de pouls, l'enflure des jambes, même le soir. Le bruit de frottement avait beaucoup diminué et les bruits cardiaques étaient plus réguliers, moins étendus, moins profonds et moins forts. Enfin, M. de Pompignac ne ressentait plus autant de battements à la bosse du cerveau. Ce fut surtout après le départ que l'effet des eaux se fit sentir.

Dans le courant de l'hiver, les extrémités inférieures se désenflèrent tout à fait et l'oppression cessa entièrement.

En 1850, le 4 août, M. de Pompignac revint à Chaudesaigues. En l'examinant attentivement, je constatai des changements très avantageux dans son état. A l'auscultation, les bruits du cœur n'étaient plus aussi étendus, ils étaient très réguliers, sauf quelques intermittences, beaucoup plus rares que l'année précédente et d'une force très modérée. A la percussion, le cœur était bien diminué ; les jambes n'étaient plus infiltrées, le teint était coloré convenablement, l'appétit et le sommeil étaient bons. Avec la santé, M. de Pompignac avait recouvré la gaieté. Tous les symptômes caractérisant l'anévrisme du cœur ayant disparu, on pouvait donc considérer le malade comme guéri ; le nouveau traitement qu'il allait faire n'avait donc pour but que de consolider sa guérison.

Pendant quinze jours, M. de Pompignac prit des bains à 38 degrés centigrades, des étuves de dix à quinze minutes, et il prit cinq verres d'eau par jour ; il supporta très bien ce second traitement et resta guéri.

Depuis lors, la guérison s'est maintenue, car M. de Pompignac put être nommé évêque à Viviers, et de là revenir au siège de Saint-Flour qu'il occupe encore aujourd'hui, après une guérison qui se soutient depuis vingt-sept ans.

On objectera que ces observations sont connues, et par suite non originales ; cependant, comme nous n'avons groupé que celles qui nous ont paru suffisamment instructives, il n'aura pas été inutile de reproduire ici, car on peut les considérer comme résumant les principales indications.

CHAPITRE IV

Action physiologique. — Indications et contre-indications

Dufresse de Chassaigne et Teilhard ont analysé l'action physiologique des eaux de Chaudesaigues sur les divers appareils. Voici le résumé de leurs travaux donné par M. le docteur Rochette, résumé adressé par ce médecin à la direction du service de santé au ministère de la guerre.

1° Enveloppe cutanée. — Sueurs profuses persistant longtemps encore après le traitement; quelquefois avec poussée d'urticaire, de vésicules, de pustules, etc. La sueur a un caractère alcalin très prononcé. (L'alcalinité a été vérifiée par Teilhard.)

2° Appareil urinaire. — La sécrétion de l'urine n'est pas augmentée dans la majorité des cas; l'activité de l'excrétion cutanée rend raison de ce fait. L'urine comme la sueur, est aussi très alcaline. Teilhard a écrit qu'il avait vérifié ce fait à l'aide du papier réactif.

3° Tube digestif. — Sous l'influence de ces eaux, l'état des fonctions digestives s'améliore, les digestions deviennent faciles, ni constipation, ni diarrhée à noter.

4° Organes respiratoires. — Diminution progressive de

la toux et de la sécrétion bronchique, le plus souvent sans phénomène critique.

5° Système nerveux. — Vers l'encéphale, excitations, vertiges, bourdonnements d'oreille, dus, sans doute, à l'administration de bains simples ou de vapeur à température trop élevée ; à la périphérie, accroissement fréquent des douleurs constantes, quelquefois aussi apparition de douleurs nouvelles.

6° Appareil de la circulation. — Il ne se produit pas d'accélération dans les battements du cœur, excepté dans les cas de pléthore, de fièvre thermale ou de passage d'une affection chronique à l'état aigu ; dans tout autre cas, les bains et les étuves, par les sueurs qu'ils provoquent, apportent dans la circulation de la lenteur et de la régularité (Dufresse de Chassaigne).

C'est donc une stimulation générale des fonctions normales de l'organisme ; l'action sur les organes malades est plus silencieuse.

Les principes des eaux pénètrent au plus intime de la circulation et de la nutrition, changent la manière d'être de l'organisme.

Cette action se traduit par des effets curatifs sur un grand nombre d'affections chroniques, dont nous donnons la nomenclature aussi sommaire que possible, en suivant la division des systèmes organiques.

I. — APPAREIL LOCOMOTEUR

Le rhumatisme articulaire musculaire, quel que soit son siège, son âge, sa durée, est toujours amélioré, sinon guéri par le traitement thermal de Chaudesaigues.

D'une façon générale, on sait que les eaux à température élevée conviennent bien dans le rhumatisme.

Il en est de même des exostoses, périostoses, arthrites, tumeurs blanches et des suites des grands traumatismes : entorses, luxations, fractures, etc.

II. — SYSTÈME NERVEUX

a) *Paralysie.* — Il a été noté un certain nombre d'améliorations :

1° Dans des cas d'hémiplégie consécutive à l'hémorragie cérébrale ; mais ici, contrairement à la pratique de Bourbon-l'Archambault, d'après laquelle ces maladies sont traitées à une époque aussi rapprochée que possible du début, il est d'observation d'attendre, au contraire, que quelques mois soient écoulés avant de soumettre ces malades à cette médication, dans la crainte de nouveaux accidents de même nature (observations de Verdier, Teilhard, Dufresse de Chassaigne). On retrouve aussi l'application de ce délai pour Balaruc (Hérault) ;

2° Dans les cas de paralysie d'origine médullaire (Dufresse de Chassaigne) ;

3° Dans les cas plus nombreux de paralysie d'origine périphérique : paralysies des 5e, 6e et 7e paires vertébrales, du nerf sciatique (Dufresse de Chassaigne, Biron).

b) *Névralgies.* — Ici les observations surabondent : névralgies du médian, du cubital, du crural, du sciatique, intercostales, etc.

c) *Affections névrosiques.* — Enfin, dans nombre d'affections névrosiques déterminées par les fatigues ou la surexcitation professionnelle des malades, accompagnant d'autres fois la convalescence de maladies graves, que ces affections soient caractérisées par de l'excitation ou de l'asthénie.

III. — APPAREIL DIGESTIF

Amélioration ou guérison des affections diverses de cet appareil. Engorgement de la partie pylorique de l'estomac (Dufresse de Chassaigne) ; dyspepsies, gastralgies (observations nombreuses de Grassal, Verdier, Bremont, Teilhard); affection gastro-hépatique, engorgement chronique des glandes du mésentère (Dufresse de Chassaigne).

IV. — APPAREIL GÉNITO-URINAIRE

L'eau thermale de Chaudesaigues joue le rôle d'un puissant emménagogue, d'où son action utile dans les cas d'aménorrhée ou de dysménorrhée. Là ne se borne pas son action, et MM. Bremont, Dufresse de Chassaigne, démontrent, dans nombre d'observations, son action puissante contre certains états organiques de l'utérus : ulcérations du col avec engorgement; engorgement du corps de la matrice (Dufresse de Chassaigne) ; leucorrhée.

Hormis les cas de diaphorèse excessive, la sécrétion urinaire est toujours accrue ; les malades à cystite chronique, les prostatiques, éprouvent un soulagement notable (observations personnelles). Le docteur Delotz compare Chaudesaigues à Contrexéville.

Ceux qui connaissent ce praticien consciencieux savent que son opinion mérite d'être prise en considération.

V. — ORGANES RESPIRATOIRES

Dans les mémoires de Bremont, Teilhard, Dufresse de Chassaigne, se trouvent nombre d'observations de guérisons obtenues par le traitement aux eaux thermales de Chaudesaigues, des maladies suivantes : aphonie, asthme, bronchite ou catarrhe pulmonaire chronique, soulagement et amélioration, même dans les cas de phtisie laryngée et de phtisie pulmonaire.

VI. — APPAREIL DE LA CIRCULATION

Pour tout ce qui regarde les affections de cet appareil, je renvoie aux divers mémoires publiés par M. Dufresse de Chassaigne, mais surtout à son étude du traitement et de la guérison de l'*anévrysme* du cœur publiée en 1887. Dans cet ouvrage, l'auteur, ancien inspecteur des eaux de Chaudesaigues, revient avec nombre d'observations sur ce point de thérapeutique thermale, objet de nombreux mémoires antérieurement publiés par lui et dont l'un, en 1885, avait été couronné par l'Académie de médecine ; et il est facile de comprendre son insistance prolongée devant l'importance des résultats à obtenir par la médication qu'il préconise, si l'on admet avec lui que, notamment, l'endocardite de cause rhumatismale se présente dans la proportion de 70 à 75 pour 100 de tous les cas observés de cette affection.

VII. — MALADIES DE LA PEAU

Enfin viennent les maladies de la peau ; ici encore il n'y a que l'embarras pour le choix dans les observations multiples à ce sujet laissées par Verdier, Grassal, Bonniol, Bremont, Dufresse de Chassaigne; que ces affections reconnaissent pour cause l'arthritisme, l'herpétisme, la scrofule, voire même quelques manifestations cutanées de la syphilis.

Si on ne regardait pas comme suffisante, pour ces dernières, l'affirmation des guérisons donnée par des médecins consciencieux, il ne faut pas oublier que les eaux de Chaudesaigues doivent avoir une action puissante par les sueurs abondantes qu'elles provoquent et peut-être par l'iodure de sodium qu'elles contiennent. (Note manuscrite présentée à la direction du service de santé au ministère de la guerre par M. le docteur Rochette. Saint-Flour, le 29 juin 1891).

Rappelons que Michel Bertrand, du Mont-Dore, avait dit que les grands bains de cette station thermale sont dans certains cas un moyen de diagnostic excellent. Cet auteur a écrit : « Pendant l'immersion, les douleurs occasionnées par la carie des os, ou par l'infection vénérienne, sont exaspérées. Celles au contraire qui dépendent du rhumatisme diminuent dès les premiers bains et ne tardent point à s'assoupir. »

Plusieurs observations prises par les auteurs qui ont parlé de Chaudesaigues prouvent que l'immersion dans ces eaux détermine l'assoupissement des douleurs de nature rhumatismale.

De la nomenclature abrégée que nous venons de reproduire, il ressort que le champ d'application des eaux de Chaudesaigues est très vaste ; si vaste même que l'on serait tenté de croire à l'exagération, si les nombreuses publications des auteurs que nous avons cités et d'autres n'étaient là pour corroborer leurs affirmations.

Cependant, au milieu de cette multiplicité de faits dont la réalité n'est généralement pas contestée, il existe un moyen de se retrouver.

Nous croyons qu'il y a lieu de créer deux groupes et de distinguer les maladies dont Chaudesaigues réclame la spécialisation et celles qui peuvent y être traitées avec fruit, mais qui ne trouvent pas à Chaudesaigues d'indication spéciale.

Pour constituer notre premier groupe, nous dirons, avec tous les auteurs qui ont étudié l'action thérapeutique des eaux thermales de Chaudesaigues, que toutes les affections dont la nature rhumatismale fait le fond sont généralement guéries ou améliorées à Chaudesaigues.

Ces eaux sont donc reconnues extrêmement efficaces :

1° Contre le rhumatisme articulaire aigu et suraigu, dont elles suppriment rapidement les manifestations;

2° Contre le rhumatisme articulaire chronique;

3° Contre la sciatique de nature rhumatismale et aussi le lumbago;

4° Dans les localisations si fréquentes du rhumatisme sur les séreuses du cœur;

5° Dans les engorgements articulaires ou périarticulaires à la suite d'entorses ou de fractures accompagnées d'œdème douloureux.

A l'appui de ces affirmations, nous produisons ici les observations qui nous sont communiqués par M. le Dr Hugon (de Saint-Flour), qui a fait pendant deux années le service médical de l'établissement thermal de Chaudesaigues.

OBSERVATION IX

Rhumatisme polyarticulaire aigu. — Toutes les petites articulations prises

Pendant le mois de mars 1889, M. X....(de Chaudesaigues) est pris de douleurs violentes dans les articulations, qui revêtent tous les caractères du rhumatisme articulaire aigu. Les mains, les pieds sont atteints. Un mois s'écoule pendant lequel tous les médicaments préconisés sont administrés à doses très rationnelles et élevées par notre confrère de Chaudesaigues.

Salicylate de soude, antipyrine, alcalins, etc.

Tout échoue ou donne des résultats peu appréciables.

Appelé en consultation le 15 mars, nous administrons les sels de lithine associés au colchique. Pas de succès. Je conseille, enfin, de transporter le malade à l'établissement thermal. On l'installe dans les appartements très chauds qui se trouvent au dessus des cabines de sudation et du puits de la source.

Malgré le froid rigoureux, il commence le traitement suitement suivant: chaque matin, un bain de demi-heure à 34°.

Après le bain, séance à l'étuve de cinq à dix minutes.

Après l'étuve, séjour au lit, où la sudation continue pendant au moins une heure.

Pendant ce temps, on administre environ 1 litre d'eau chaude. Huit jours après le début de ce traitement, les douleurs avaient disparu, et, quinze jours après, les articulations étaient complètement dégagées et libres. L'appétit était revenu, etc.

Tous les ans, ce malade prend quelques étuves et quelques bains à l'époque de la saison, et depuis il n'a absolument rien ressenti.

OBSERVATION X

V..., de Lorcières, canton de Ruines, fut pris, il y a environ quatorze ans, d'une violente attaque de rhumatisme polyarticulaire aigu. Son état résiste à toutes les médications *intus et extra*.

Il demeure absolument perclus pendant plus de trois mois. Il était désespéré et ne croyait pas revenir à la santé, ni reprendre jamais plus l'usage de ses membres.

Je lui conseille d'aller à Chaudesaigues, ce qu'il fait aussitôt que la saison est ouverte.

Il en revient absolument guéri, émerveillé du résultat de ces eaux. Sur mes conseils, il fit une deuxième saison l'année suivante.

Le traitement consista en bains à 33°. Douches chaudes descendantes sur les articulations pendant le bain. Étuve ensuite.

Depuis cette époque, M. X... a joui d'une santé parfaite.

Cette année seulement, à l'automne, il a éprouvé une légère atteinte de rhumatisme articulaire.

Il se propose d'aller à Chaudesaigues l'année prochaine.

Il n'y a pas eu de localisation du côté du cœur.

OBSERVATION XI

Mlle X..., de Chaliers, fut prise l'année dernière d'une violente attaque de rhumatisme polyarticulaire aigu.

Le salicylate de soude calma les souffrances, mais l'impotence persista avec le gonflement articulaire, les sueurs profuses et une profonde anémie.

Endocardite rhumatismale, épaississement notable des mitrales.

Une saison à Chaudesaigues fait disparaître les douleurs, le gonflement et la raideur des jointures.

Le souffle mitral, que l'on observait rude et intense à la pointe du cœur, est devenu faible et doux. Trois mois après, toute dyspnée avait disparu et il fallait savoir qu'il y avait eu une lésion de l'endocarde et des valvules pour en retrouver les traces.

Cette année, au printemps, nouvelle atteinte plus violente et plus grave que la première.

Toutes les articulations sont prises, même à la région cervicale.

Péricardite sèche. Endocardite intense et très caractéristique, dyspnée, douleur précordiale, souffles à la pointe. État fort grave.

Traitement : Régime lacté, peu de digitale, salicylate de soude à la dose de 6 grammes par jour, vésicatoire à la région du cœur. Les douleurs diminuent légèrement ; l'état s'améliore.

La malade peut enfin être transportée à Chaudesaigues environ deux mois après.

Après un séjour de quinze jours aux eaux, où elle suivit un traitement par les bains, douches et étuves, avec l'eau en boisson, elle revint absolument guérie, et l'on ne se serait certainement pas douté qu'elle venait de faire une longue et terrible maladie.

Les traces de la péricardite avaient disparu. On observait, il est vrai, à la pointe du cœur, après le premier bruit, et se confondant un peu avec le second, un souffle doux. Il restait encore un peu d'induration des valvules avec un certain degré d'insuffisance et peut-être un léger rétrécissement mitral. Je n'ai pas revu la malade, à qui j'ai conseillé un traitement par l'iodure de sodium. Je sais qu'elle n'a plus souffert depuis, et elle ne se plaint pas de sa respiration.

OBSERVATION XII

Mme X..., de Saint-Georges, près Saint-Flour, fut prise, il y a quatre ans, de violentes douleurs dans la région lombaire, avec irradiation dans les deux jambes, sur le trajet des nerfs sciatiques.

Comme antécédents, il est bon de noter que cette jeune dame avait éprouvé quelquefois des douleurs erratiques, à l'époque des variations de température.

Elle habitait un rez-de-chaussée humide et travaillait dans un local peu sain. Ses souffrances devinrent peu à peu excessives, et à ce point insupportables qu'elles arrachaient des cris à la malade, lui interdisaient toute sorte de mouvement et ne lui laissaient un peu de répit que lorsqu'elle était agenouillée et appuyée sur les coudes devant une chaise. La marche était devenue absolument impossible, bien que les jointures fussent indemnes.

Je portai le diagnostic de sciatique double de nature rhumatismale, mais j'avoue que je craignais le début d'une affection de la moelle.

Plus de deux mois se passèrent ainsi, et tous les traitements internes et externes ne firent que pallier momentanément les souffrances.

J'insistai beaucoup pour la faire partir pour Chaudesaigues, mais elle ne se sentait pas le courage de supporter le voyage.

Ce fut avec les plus grandes difficultés qu'on la transporta, et quand M. Abrial, propriétaire de l'établissement, la vit arriver, dans les bras de son mari, poussant parfois des cris déchirants, il se demanda s'il fallait l'accepter. Il m'a avoué que, si elle n'était pas venue de la part d'un médecin, il lui aurait refusé l'entrée de l'établissement pour ne pas troubler le repos des autres malades.

Pendant les deux ou trois premiers jours, on était obligé de la porter; elle mangeait à genoux, et le moindre mouvement lui arrachait des cris et des larmes.

Au bout de huit jours, elle marchait avec deux cannes. Après vingt jours au plus de traitement, elle revint chez elle, ne souffrant plus et marchant comme tout le monde.

Au printemps de l'année suivante, les mêmes douleurs reparurent un peu, mais tolérables et permettant la marche. Elle fit une nouvelle saison, suivie d'une troisième, et elle n'a plus rien éprouvé. Sa santé actuelle est parfaite.

Le traitement thermal consista en bains, douches chaudes *loco dolenti*, étuves, eaux en boisson pendant la sudation.

OBSERVATION XIII

Un jeune homme des environs de Maurs, qui habitait Paris, eut un rhumatisme articulaire aigu, compliqué d'endocardite fort grave, à la suite de laquelle, nous disait-il, il lui était impossible de monter le plus petit escalier, de gravir la moindre côte, sans éprouver un essoufflement tel qu'il était obligé de s'arrêter pour ne pas tomber.

Son médecin, en l'adressant à Chaudesaigues, ne lui avait pas laissé ignorer que son cœur était bien malade.

Après une première saison, la dyspnée diminua d'une façon considérable et disparut complètement la seconde année.

Ce jeune homme venait encore chaque année, par reconnaissance, disait-il, faire une petite saison. Le fait est que, lorsque je l'ai vu, il était bien guéri de son affection cardiaque.

De ces faits et des nombreuses observations qu'a publiées Dufresse de Chassaigne en 1877, il est permis de conclure que les eaux de Chaudesaigues sont spécialement utiles dans les cas de rhumatisme douloureux.

L'état aigu, loin d'être une contre-indication, est au contraire une condition favorable au succès.

On doit même penser que, s'il était possible de soumettre les malades en pleine crise au traitement thermal, on obtiendrait d'heureux résultats. Les faits que nous venons de relater confirment cette opinion depuis longtemps accréditée.

Expliquer le mode d'action de ces eaux est chose difficile et encore inconnue. Ce qui est plus certain et amplement démontré par des faits nombreux, c'est que le traitement de Chaudesaigues préserve les rhumatisants de nouvelles atteintes ou les éloigne beaucoup.

Notre second groupe comprend, au dire des auteurs Bremont et Grassal, toute la pathologie des maladies chroniques. Le docteur Grassal, médecin-inspecteur, vante leurs effets contre une longue et disparate série de maladies, la gale, les éruptions miliaires qui surviennent après les couches, les dartres, les scrofules, les rétractions musculaires des tendons et des ligaments, les ankyloses commençantes, les rhumatismes chroniques, les gibbosités vertébrales, les tumeurs blanches. Elles provoquent, dit-il, les éruptions syphilitiques, excitent les vieux ulcères blafards ou dartreux, et aident leur cicatrisation.

M. Bremont s'exprime de la manière suivante : « Ces eaux peuvent devenir d'une grande utilité dans la plupart des maladies chroniques en général; mais celles contre lesquelles leur vertu ne peut être nullement contestée, celles qui bien souvent viennent chercher leur fin à Chaudesaigues, sont les affections chroniques des muqueuses, le catarrhe chronique, la leucorrhée, la gastrite chronique et les difficultés des digestions qui en dépendent, les phlegmasies lentes, les contractures spasmodiques de certains membres, les spasmes nerveux des organes du bas-ventre, les douleurs essentiellement nerveuses, les coliques néphrétiques, diverses maladies cutanées ou lésions qui en dépendent, les prétendus dépôts de lait ou douleurs qui en proviennent.

Les maladies favorites sont la raideur des articulations, les ankyloses, les engorgements muqueux et lymphatiques des articulations, l'engorgement même des viscères, la paralysie des membres, le rhumatisme chronique ou goutteux, les dépôts de lait, la sciatique (1831). »

Les malades qui présentent des lésions chroniques des voies respiratoires sont généralement dirigés, par les médecins qui exercent dans les environs de Chaudesaigues, sur la station thermale de la Chaldette. Le Mont-Dore fera beaucoup de bien à cette classe de malades; cependant Chaudesaigues devra avoir leur préférence s'ils ont des raisons pour redouter les effets plus congestifs du climat et des eaux du Mont-Dore.

Les engorgements intra ou péri-articulaires et toutes les affections qui ont des rapports avec cette catégorie seront améliorées plus utilement par les eaux chlorurées sodiques, les bains de boues et les applications de conferves qu'ils ne trouveraient pas à Chaudesaigues. Dans ce groupe, toutefois, les lésions subaiguës ou douloureuses seront combattues efficacement par une saison à Chaudesaigues.

Les maladies cutanées rebelles, squameuses sèches, sans élément aigu, seront dirigées vers les stations sulfureuses ou arsenicales fortes, bien que les eaux de Chaudesaigues, par la sudation copieuse qu'elles déterminent, puissent dans bien des cas remplacer les premières.

Les maladies de l'appareil digestif et de ses annexes relèvent principalement de l'action thérapeutique des eaux de Vichy ou d'Ems.

La lithiase biliaire et rénale sera traitée par les eaux de Vichy ou de Contrexéville.

On ne peut nier toutefois que les eaux de Chaudesaigues sont tolérées par les estomacs les plus irritables, ce qui permet de supposer que ces eaux sont d'assimilation et de digestion faciles.

Il est certain que, prises à petite dose souvent renouvelée, elles agissent bien et constituent un moyen de lavage qui serait utile à cette vaste catégorie de malades qu'on désigne sous la dénomination d'hypoazoturiques, de ralentis de la nutrition.

Dans les maladies nerveuses de toute nature, le médecin trouvera, en utilisant l'action perturbatrice que provoquent les sudations ou dans l'action sédative de cette eau de facile assimilation des moyens dont quelques observations de MM. Bremont et Teilhard démontrent l'efficacité.

Jusqu'ici nous avons parlé des indications de Chaudesaigues et nous n'avons pas signalé de contre-indications. L'avis de Dufresse de Chassaigne est que les eaux de Chaudesaigues conviennent toujours, mais il se hâte d'ajouter que chaque mode d'administration a ses règles spéciales. On observera donc les lois générales de l'hydrothérapie. Dans les cas de début de grossesse, on redoutera l'action congestive des eaux thermales.

Les eaux de Chaudesaigues agissent assez vivement sur le système utérin, dans le sens fluxionnaire, et cette action se manifeste surtout au début du traitement.

Il en résulte que, très utiles dans les cas d'aménorrhée ou d'atonie, les bains de siège, les douches vaginales et les pédiluves doivent être proscrits dans toutes les circonstances où il y a lieu d'éviter les causes capables de rappeler la menstruation.

Dans les métrites avec atonie du muscle utérin, avec fongosités, état catarrhal des muqueuses ou défaut d'involution utérine ancienne, les eaux thermales de Chaudesaigues retrouvent leur indication.

Les premiers essais de ce traitement sembleront peut-être aggraver l'état des malades ; mais l'amélioration de leur état général, le rétablissement de l'appétit et du sommeil ne tarderont pas à accuser les bons effets du traitement.

Les états cérébraux aigus ne seront pas soumis à un traitement actif par les eaux thermales de Chaudesaigues.

Qu'il s'agisse d'un foyer par hémorragie cérébrale ou par infarctus, il est indiqué d'attendre que la lésion soit passée à l'état chronique, et on observera un délai de six mois, en moyenne, avant d'ordonner l'emploi de la douche, du bain ou de l'étuve.

L'endocardite avec végétations exsudatives accusées impose également des mesures de prudence. L'eau administrée en boisson, mais à un degré de température peu élevée et à petites doses, pourrait être utile dès la deuxième semaine qui suit l'accident.

En observant ces précautions, il semble qu'on évite les inconvénients de l'hydrémie, d'une fluxion active dangereuse, et on utilise cependant la faible alcalinité de ces eaux et leur action sur l'artério-sclérose, qu'elles doivent à la petite quantité d'iodures que l'analyse chimique y constate.

Nous ferons remarquer toutefois que l'action chimique et physiologique n'explique pas tous les effets thérapeutiques des eaux minérales ; Teilhard, qui, en 1842, a écrit ses recherches sur les propriétés des eaux de Chaudesaigues, disait qu'elles avaient quelque *chose de caché.*

CONCLUSIONS

Nous croyons pouvoir résumer de la façon suivante, en manière de conclusions, l'étude que nous venons de faire des eaux thermales de Chaudesaigues :

Des caractères physiques et chimiques de ces eaux, deux se dégagent nettement : c'est la haute thermalité, et c'est le faible degré de minéralisation. Les eaux de Chaudesaigues sont hyperthermales, et leur composition chimique les fait rentrer dans la classe des eaux oligométalliques.

En tant qu'eaux minérales chaudes, les eaux de Chaudesaigues conviennent bien au rhumatisme ; les diverses observations que nous avons rapportées témoignent de la valeur thérapeutique de cette eau minérale dans cette maladie. Sans doute le terme de rhumatisme s'applique à des cas bien différents de forme, mais au fond identiques par leur nature, car on sait combien sont variées les manifestations diverses de la diathèse rhumatismale.

Pour préciser davantage, nous dirons que la névralgie rhumatismale est la principale indication de Chaudesaigues, mais que l'amélioration et même la guérison des autres formes subaiguës ou chroniques est la règle après l'emploi de ces eaux.

La pauvreté de minéralisation explique sans doute ces effets sur l'élément névralgique et douloureux, puisqu'on sait que d'autres eaux faiblement minéralisées, comme Néris, La Malou, etc., on des effets comparables.

Sans quitter le rhumatisme, il convient d'ajouter que l'endocardite rhumatismale retirait de bons effets de l'emploi de ces eaux (Dufresse de Chassaigne), et que par suite Chaudesaigues doive être rapproché, à ce point de vue, de Bagnols, dont il diffère cependant par une plus faible minéralisation.

Les névroses, surtout si elles sont de nature rhumatismale, se trouvent également bien des eaux peu minéralisées de Chaudesaigues.

Ajoutons que Chaudesaigues a été employé, dans les cas de paralysie d'origine cérébrale, plusieurs mois après le début des accidents.

C'est encore à leur haute thermalité, que les eaux de Chaudesaigues doivent de trouver leur indication dans certaines métrites, surtout si, chose facile, on installait des appareils à douches vaginales.

Enfin, par les sueurs abondantes qu'elles déterminent, surtout par leur emploi à l'extérieur, les eaux de Chaudesaigues modifient la surface tégumentaire et donnent de bons résultats dans les maladies cutanées accompagnées de spasmes et de sécheresse de la peau.

Les eaux de Chaudesaigues ont été employées dans les maladies de l'appareil respiratoire (bronchites, tubercules, asthme); elles s'adressent alors à deux éléments, l'élément catarrhe et l'élément nerveux; employées encore dans les maladies des voies digestives, et dans celles des voies urinaires: dans ces dernières maladies, Chaudesaigues, pris en boisson et en grande quantité, ferait un véritable lavage de la vessie, comme Ems ou Contrexéville, par exemple.

Les maladies des appareils respiratoires, digestifs ou urinaires, ne réclament pas Chaudesaigues, elles n'en constituent pas l'indication.

Nous tenons à le répéter en terminant cette étude, l'indication de Chaudesaigues se trouve dans le rhumatisme, subaigu ou chronique, surtout dans les névralgies de nature rhumatismale, et aussi, mais le résultat paraît moins certain, dans l'endocardite rhumatismale quand elle a dépassé la période d'activité. L'indication de Chaudesaigues se retrouve encore dans certaines métrites, et dans certaines maladies de la peau, caractérisées surtout par la production d'écailles et la sécheresse du tégument.

INDEX BIBLIOGRAPHIQUE

1605. Banc (Jean). — La Mémoire renouvelée des merveilles des eaux naturelles en faveur des nymphes françaises (éd. de Paris). Cet auteur parle des eaux de Chaudesaigues.

1675. Duclos. — Observations sur les eaux minérales de plusieurs provinces de France (Paris).

1734. Chomel (J.-F.). — Traité des eaux minérales, bains et douches de Vichy (Clermont-Ferrand).

1768. Monnet. — Traité des eaux minérales (Paris).

1771. Bosc d'Antic. — Œuvres, t. II (1780).

1772. Anonymes. — États des bains, sources ou fontaines des subdélégations de Mauriac et d'Aurillac (déposés aux archives de Clermont).

1787 et 1788. Legrand d'Aussy. — Voyage fait en 1787 et 1788, dans la ci-devant Haute et Basse-Auvergne (Paris, an III de la République).

1789. Dulaure. — Description de l'Auvergne (éd. à Paris).

1796. Buc d'Hoz. — Histoire de la ci-devant province d'Auvergne, extraite de la collection générale (éd. à Paris).

1810. Berthier. — Analyse de l'eau minérale de Chaudesaigues (voir les Annales des mines, n° 158, 1810).

1817. Anonyme. — Annuaire du Cantal, an 1817.

1820. Berthier. — Analyse de l'eau minérale de Chaudesaigues (voir les Annales des mines, t. V, p. 499, 1820).

1823. Grassal. — Mémoire manuscrit sur les eaux thermales de la ville de Chaudesaigues (Cantal).

1823. Bertrand (Michel). — Recherches sur les propriétés physiques, chimiques et médicales des eaux du Mont-d'Or (éd. de Clermont).

Nota. Voyez aussi l'édition de Paris, 1810.

1824. Deribier du Chatelet. — Dictionnaire statistique du département du Cantal (éd. à Aurilhac).

1826. Alibert. — Précis historique sur les eaux minérales (éd. à Paris).

1827. Anonyme. — Annuaire du Cantal, an 1827, p. 83 (éd. à Aurillac).

1828. Chevallier (A.). — Essai sur Chaudesaigues, département du Cantal, et analyse chimique des eaux minérales-thermales de cette ville (éd. à Paris).

1830. Anonyme. — Notices sur les eaux de Vic et de Chaudesaigues. Annuaire du Cantal, an 1830, p. 101.

1833. Podevigne. — Dissertation sur les eaux minérales de Chaudesaigues, thèse de Paris.

1833. Bonniol. — Dissertation sur les eaux minérales de Chaudesaigues, thèse de Paris.

1834. Dessauret et Ledru (A.). — Projet d'un établissement thermal à Chaudesaigues (éd. à Paris).

1834. Bouillet (J.-B.). — Description historique et scientifique de la Haute-Auvergne (éd. à Paris).

1836. Laforge (Ed.). — Essai sur la statistique du département du Cantal (éd. à Paris).

1837. Boutron-Charlard et Patissier. — Manuel des eaux minérales naturelles (éd. à Paris).

1842. Teilhard (J.). — Recherches sur les propriétés médicales des eaux minérales, thermales et froides de Chaudesaigues (éd. à Saint-Flour).

1849. Bremont (G.). — Rapport sur le mouvement des malades qui ont pris les bains à Chaudesaigues en 1848 (Saint-Flour).

1850. Nivet (V.). — Études sur les eaux minérales de l'Auvergne et du Bourbonnais (Clermont-Ferrand).

1850. Dufresse de Chassaigne. — Rapport sur les eaux thermales de Chaudesaigues (éd. à Saint-Flour).

1851. Bremont (G.). Considérations sur les plus belles cures opérées aux thermes de Chaudesaigues en 1850 (éd. à Saint-Flour).

1852. Nivet. — Eaux minérales du Cantal (éd. à Clermont-Ferrand).

1852. Dufresse de Chassaigne. — Nouveau mémoire sur les eaux thermales de Chaudesaigues, 204 pages in-4°, couronné par l'Académie impériale de médecine, en 1852.

1855. Dufresse de Chassaigne. — Mémoire sur le traitement et la guérison de l'endocardite rhumatismale par les eaux thermales de Chaudesaigues, couronné par l'Académie impériale de médecine.

1856. Mémoire sur le traitement et la guérison de l'anévrisme rhumatismal du cœur; 2e édition, 1857; 3e édition, 1859.

1877. Dufresse de Chassaigne. — Du traitement et de la guérison de l'anévrisme du cœur (Paris, Asselin).

1887. Vedrines (E.). — Eaux minérales du Cantal. Thèse de l'École supérieure de pharmacie de Montpellier.

1892 Déjean. — Quelques mots sur Chaudesaigues (Éd. à Troyes).

N. de Paris, lauréat de l'Académie de médecine (Prix Gerdy).

Consulter les archives de la mairie de Chaudesaigues, de la ville de Saint-Flour, d'Aurillac et de Clermont-Ferrand.

Dictionnaires et Annuaires des eaux minérales.

Vu et permis d'imprimer:
Montpellier, le 17 décembre 1892.
Pour le Recteur,
L'Inspecteur d'Académie délégué,
J. YON.

Vu et approuvé :
Montpellier, le 16 décembre 1892
Le Doyen,
MAIRET.

SERMENT

En présence des Maîtres de cette École, de mes chers condisciples et devant l'effigie d'Hippocrate, je promets et je jure, au nom de l'Être suprême, d'être fidèle aux lois de l'honneur et de la probité dans l'exercice de la médecine. Je donnerai mes soins gratuits à l'indigent, et n'exigerai jamais un salaire au-dessus de mon travail. Admis dans l'intérieur des maisons, mes yeux n'y verront pas ce qui s'y passe, ma langue taira les secrets qui me seront confiés, et mon état ne servira pas à corrompre les mœurs ni à favoriser le crime. Respectueux et reconnaissant envers mes Maîtres, je rendrai à leurs enfants l'instruction que j'ai reçue de leurs pères.

Que les hommes m'accordent leur estime, si je suis fidèle à mes promesses! Que je sois couvert d'opprobre et méprisé de mes confrères, si j'y manque!

www.ingramcontent.com/pod-product-compliance
Lightning Source LLC
LaVergne TN
LVHW050426160826
845677LV00002BA/555

* 9 7 8 2 3 2 9 6 1 7 4 5 9 *